DU

MAL VERTÉBRAL DE POTT

CHEZ LES VIEILLARDS

PAR

Louis GOMBERT

DOCTEUR EN MÉDECINE DE LA FACULTÉ DE PARIS

PARIS

ALPHONSE DERENNE

52, Boulevard Saint-Michel, 52

1881

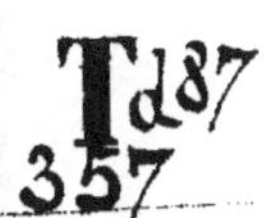

DU

MAL VERTÉBRAL DE POTT

CHEZ LES VIEILLARDS

PAR

Louis GOMBERT

DOCTEUR EN MÉDECINE DE LA FACULTÉ DE PARIS

PARIS

ALPHONSE DERENNE

52, Boulevard Saint-Michel, 52

1881

A LA MÉMOIRE DE MON PÈRE

A MA MÈRE

A MES PARENTS

A MES AMIS

A MON PRÉSIDENT DE THÈSE

M. G. SÉE

Professeur de clinique à la Faculté de Médecine
Membre de l'Académie de Médecine
Commandeur de l'ordre de la Légion d'honneur

A TOUS MES MAITRES

A MES BIENFAITEURS

DU

MAL VERTÉBRAL DE POTT

CHEZ LES VIEILLARDS

INTRODUCTION

En parcourant les ouvrages classiques et les diverses publications qui ont été faites sur le mal vertébral de Pott, on est frappé d'une chose : c'est qu'au milieu de cette abondance d'observations publiées, il n'y en ait aucune ayant pour sujet un vieillard. C'est à peine si, dans les ouvrages sur la matière, on mentionne la possibilité du mal vertébral dans un âge avancé.

Aussi avons-nous cru bien faire en recueillant les observations les plus intéressantes qui ont été publiées jusqu'ici, de les réunir à une autre observation inédite et prise l'hiver dernier, dans le service de M. Hanot, à l'hôpital des Tournelles, et d'en faire le sujet d'un petit travail, pour lequel nous demandons à nos juges l'indulgence et la bienveillance qu'ils nous ont toujours témoignées dans nos précédentes épreuves.

Après avoir donné un aperçu général du mal de Pott, nous ferons connaître les observations que nous avons pu réunir, et nous les ferons suivre des quelques réflexions que nous a suggérées notre sujet ; heureux si nous pouvons satisfaire nos juges et attirer un peu l'attention des praticiens sur ce mal aussi intéressant chez les vieillards que chez les enfants.

DÉFINITION

Le nom de *mal de Pott* ou *mal vertébral de Pott* répond, non à une entité morbide, mais à une collection de lésions vitales ou organiques du rachis, différentes de nature, mais ayant quelques caractères communs qui leur impriment une physionomie à part.

HISTORIQUE

Ce mal, dit vertébral de Pott, était connu depuis bien longtemps, puisque Hippocrate lui-même, puis plusieurs praticiens, entre autres Severin et Platner, mentionnent la gibbosité due à la destruction d'une partie des vertèbres. Mais c'est seulement de 1783 à 1792 que l'anglais Percival Pott dans deux mémoires remarquables (1), traita ce sujet d'une façon magistrale. Duchanoy, traducteur du second de ces mémoires, donna à la maladie le nom de mal vertébral de Pott que l'usage a consacré et qui doit être conservé, car il ne préjuge rien de la nature de la maladie.

Depuis cette époque, des travaux remarquables ont été faits sur cette matière ; qu'il nous suffise de mentionner

1. Remarque sur cette paralysie des membres qu'accompagne souvent une courbure de l'épine vertébrale, et que l'on suppose causée par celle-ci, avec la manière de la guérir. Nouvelles remarques sur l'état d'impotence des membres inférieurs par suite d'une courbure de l'épine.

ceux de Delpech, Sanson, Nélaton, Nichet, Broca, Ripoll, Bouvier, etc. Mais tous ces ouvrages remarquables à plusieurs points de vue, ne traitent que du mal vertébral chez les enfants ou dans les premières années de l'âge adulte ; aucun d'eux n'étudie le mal vertébral chez les vieillards.

ANATOMIE PATHOLOGIQUE

Les altérations siègent sur les vertèbres, les disques inter-vertébraux, la moelle et ses enveloppes.

« Lorsque les vertèbres sont atteintes sur une étendue plus ou moins considérable, le premier résultat de l'affection est la production d'un travail lent et sourd qui va désorganisant les parties molles et le corps des vertèbres, et provoque tôt ou tard leur ramollissement. La conséquence de ce travail morbide est la production d'une excavation qui mine de plus en plus le corps de la vertèbre. Celle-ci, n'étant plus soutenue, devient un point d'appui insuffisant pour le reste de la colonne qui s'affaisse et amène une gibbosité (1). »

Les lésions du début sont rarement observées isolées, mais, dans les autopsies, on trouve au milieu de désordres profonds et anciens certaines portions de vertèbres récemment attaquées qui permettent d'étudier le processus initial de la lésion. Les apophyses et les pédicules des vertèbres sont rarement atteints ; c'est le corps vertébral, dans sa

1. *Pathol. ext.* de Follin et Duplay.

partie antérieure surtout, qui est le point de départ de la maladie.

« Avant les travaux de Nichet et Nélaton (1834-1835), toutes les observations du mal vertébral, presque sans exception, portaient le titre de carie ; un seul auteur, Delpech, avait décrit des tubercules vertébraux, mais ses opinions n'avaient pas eu plus de retentissement que celles de Brodie sur l'arthrite vertébrale. A partir de **1835**, il y eut une réaction exagérée, et, pendant quelques années, toutes les observations furent publiées sous le titre de tubercules. M. Malespine, vers **1840**, donna le signal d'une réaction inverse ; on passa d'un excès à l'autre, et beaucoup d'auteurs allèrent jusqu'à nier complètement l'existence des tubercules des os (1). » Aujourd'hui, on admet, pour les altérations de la colonne vertébrale produisant le mal vertébral de Pott, trois formes différentes : 1° la tuberculose des vertèbres ; 2° la carie vertébrale ; 3° l'arthrite vertébrale. Mais ces trois formes ne sont pas si distinctes entre elles qu'on ne puisse les confondre ; et, très souvent, une même lésion pourra nous montrer les trois formes réunies ; c'est ce qui explique les nombreuses discussions qui ont eu lieu sur ce sujet. Nélaton qui s'est appliqué à nous faire connaître la première forme, admet deux variétés de tuberculisation des vertèbres : 1° la variété infiltrée ; 2° la variété enkystée. Mais la plupart des auteurs admettent, avec Ranvier, que l'infiltration tuberculeuse des vertèbres n'existe pas et que, ce que Nélaton regardait comme tel n'est qu'une forme spéciale d'ostéite chronique avec exsudat

1. Broca. *Bulletin de la Société de chirurgie*. t. VIII.

interstitiel. De sorte que la plupart des cas, regardés comme exemples de tubercules infiltrés des vertèbres, sont rattachés en partie à la carie superficielle, en partie à l'arthrite vertébrale.

La variété enkystée de la forme tuberculeuse est caractérisée par une excavation ordinairement unique, plus ou moins profonde, creusée dans le corps d'une ou de plusieurs vertèbres, surtout dans la partie antérieure. Les parois sont le siège d'une ostéite condensante chronique, en général fort irrégulières, formées tantôt de substance osseuse inégale et offrant des saillies, tantôt de parties fibreuses comme le ligament vertébral antérieur. Dans cette excavation, on trouve une matière d'un blanc jaunâtre, se délayant facilement sous un filet d'eau, immédiatement en contact avec la substance osseuse ou enveloppée dans une membrane kystique tapissant les parois de l'excavation. Ce contenu n'est presque jamais homogène, car il renferme toujours un pus séreux ou des débris osseux.

Cette excavation que nous trouvons dans la première forme du mal de Pott, se trouve souvent aussi dans la seconde forme, c'est-à-dire dans la carie vertébrale, mais alors ses parois ne sont pas le siège d'une ostéite condensante chronique et ne sont pas tapissées de la membrane kystique. Elles présentent, en revanche, des excroissances charnues, fongueuses, donnant constamment naissance à un pus abondant et séreux. C'est ce qui explique pourquoi la carie donne lieu, plus souvent que le tubercule, aux abcès *ossifluents. Il est pourtant des cas où la carie ne* produit pas d'excavation. Les corps des vertèbres sont alors *atteints d'une érosion superficielle et présentent à leur partie* antérieure ou sur leurs faces latérales des bourgeons fongueux et grisâtres. Les abcès sont aussi fréquents dans cette forme que dans la précédente.

Dans ces deux formes du mal de Pott, les disques intervertébraux se ressentent baucoup du voisinage de la lésion osseuse, car ils sont ramollis ou même détruits en partie; mais ils ne sont jamais si profondément atteints que dans l'arthrite vertébrale.

Cette troisième forme est caractérisée par la grande étendue des lésions et leur peu de profondeur. On ne trouve pas ces grandes pertes de substance qui caractérisent la carie profonde et la tuberculisation; mais, en revanche, les altérations des disques intervertébraux sont constantes et très profondes, puisqu'on peut observer non-seulement leur ramollissement ou leur destruction partielle, comme dans les deux autres formes, mais encore leur destruction et leur disparition totales.

Telles sont les trois formes types de lésions qui donnent naissance au mal de Pott; mais par où commence l'altération? Eest-ce par les vertèbres ou par les disques intervertébraux? Cette question a été longtemps l'objet de vives discussions, et l'on peut admettre aujourd'hui, comme expression probable de la vérité, que, dans le plus grand nombre de cas, la lésion initiale est osseuse, mais qu'elle peut débuter par les fibro-cartilages.

Avant de donner les signes auxquels on peut reconnaître le mal de Pott, il nous paraît indispensable de donner, en deux mots, le résumé des altérations qu'il peut provoquer, soit dans les parties voisines de son siège, soit dans l'état général du malade, car le mal de Pott agit de deux façons différentes : 1° *localement*, par irritation ou par compression ; 2° *au loin*, en provoquant des troubles dans les fonctions des divers organes dont il amène graduellement la déchéance.

Il semblerait que la moelle dût, nécessairement, être le premier organe à souffrir du travail qui se fait dans son voisinage ; mais il n'est pas rare de la trouver complètement indemne, même au milieu des plus grands désordres. Le plus souvent, cependant, elle éprouve une série d'altérations plus ou moins graves. L'affaissement du corps des vertèbres oblige la moelle à se replier sur elle même, soit angulairement, soit en décrivant des coudes latéraux. Cette flexion peut être sans conséquence, mais elle entraîne souvent des désordres considérables (obs. II et obs. V).

Cependant la compression de le moelle est bien moins souvent le résultat de sa flexion que celui de la pression exercée sur elle par les parties voisines, par exemple, par une collection purulente interposée entre la face postérieure des corps vertébraux et le ligament vertébral commun, comme le prouvent les observations de Tavignot (1), Leudet (2), Hérard (3).

Quelle que soit la cause de la compression, il est rare, lorsqu'elle dure longtemps, que cet organe ne présente pas lui-même quelque altération, telle que ramollissement, destruction complète, ou bien encore sclérose. M. Bouchard, en effet, dans son important travail sur les dégénérescences secondaires de la moelle, a prouvé que, sur presque tous

1. *Bull. de la Soc. anatomique*, t. XVI, p. 43.
2. id. t. XVIII, p. 253.
3. id. t. XXI, p. 17.

les sujets mourant du mal de Pott, on trouve une sclérose ascendante des cordons postérieurs, et descendante des faisceaux antéro-latéraux. Les méninges, de leur côté, ne restent pas indemnes, car on a noté leur épaississement, leur adhérence avec les parois du canal vertébral, etc. Le tissu cellulaire, lui aussi, est épaissi, les ligaments, notamment le vertébral, semblent parfois ossifiés. Les muscles sacro-lombaires peuvent être atrophiés, graisseux, ou subir la dégénérescence fibreuse ; les nerfs qui naissent au niveau des vertèbres malades, peuvent présenter des symptômes de névrite.

Par suite de la suppuration prolongée, le foie est volumineux, jaunâtre, tachant le scalpel, présentant en un mot tous les caractères du foie gras des cachectiques ; le rein paraît anémié, pâle, jaunâtre ; la rate, elle aussi, présente les caractères de la dégénérescence graisseuse ou amyloïde. Il n'est pas jusqu'aux artères voisines qui ne présentent aussi des altérations attribuées à la proximité de la lésion vertébrale, comment le prouvent des observations de Hasse et de Legouest.

Nous avons dit que la forme tuberculeuse et surtout la carie donnaient naissance à un pus abondant et séreux, mêlé en plus ou moins grande quantité aux débris caséeux des vertèbres dégénérées. Le plus souvent ce pus s'accumule au devant de la colonne vertébrale et repousse peu à peu le périoste et le surtout ligamenteux qui se prêtent à son développement, s'épaississent et forment des poches, étroites à leur partie supérieure, renflées à leur partie inférieure qui ont été comparées à des sangsues gorgées de sang. Ces poches sont d'apparences fort diverses, mais offrent des caractères communs. Elles siègent dans la région cervicale, la région dorsale ou la région lombaire suivant que l'altération qui leur donne naissance, siège dans l'une ou l'autre de ces régions. Elles s'accroissent plus ou moins lentement selon qu'elles se trouvent sur un terrain plus ou moins résistant ; elles présentent une tendance constante à fuser en avant, dans la cavité abdominale quel que soit le point du rachis d'où elles proviennent.

Cette tendance s'explique et par le point initial de la maladie qui se trouve sur la partie antérieure du corps vertébral, et par la résistance de l'aponévrose abdominale postérieure. Cependant l'issue de l'abcès se fait toujours sur les côtés, grâce à la résistance du ligament vertébral antérieur.

« Les abcès de la région dorsale inférieure suivent volontiers divers trajets distincts : ainsi ils glissent dans le médiastin postérieur, et, suivant l'aorte, ils passent dans la cavité abdominale, entre les piliers du diaphragme : ils continuent leur marche accolés aux deux principales divisions de l'aorte, les iliaques externes ; ils franchissent avec elles le canal crural et se montrent à la partie supérieure de la cuisse, où ils ont été souvent pris pour une hernie ; ou bien, accolés à l'iliaque interne et à ses branches, ils se dégagent dans la fosse iliaque externe, au-dessous du grand fessier, passant au-dessus ou au-dessous du pyramidal. Dans la région lombaire, on peut trouver les tracés représentés par l'aorte et ses divisions. Mais aussi, et ceci dépend du point lésé de la vertèbre, le pus né dans la région lombaire suivra volontiers le trajet des divisions aortiques, si la carie réside sur la partie antérieure du corps de la vertèbre ; il suivra la gaine du psoas et la gaine du nerf crural ou obturateur, si la lésion osseuse siège sur le corps vertébral, en arrière des insertions de l'aponévrose lombo-iliaque, sur la partie antérieure des apophyses transverses, ou sur le pourtour des trous de conjugaison.

En général la direction du pus est réglée par l'action de la pesanteur, la distribution des nerfs et des artères, la disposition des aponévroses, l'action musculaire, l'arrangement des couches du tissu cellulaire ou celui des gaînes vasculaires, etc.

D'une manière générale, les abcès de la région cervicale font relief à la face postérieure du pharynx, dans les interstices des muscles qui, partant des apophyses transverses cervicales, se dirigent sur un autre point du rachis ou sur les côtes. Ils peuvent s'étendre ainsi jusqu'au creux sus ou sous claviculaire.

De la région lombaire, proviennent également des abcès qui suivent parfois le trajet du nerf abdominal supérieur. Ceux-ci font relief à la hauteur de la crête iliaque et se continuent dans le canal inguinal (1). »

SYMPTOMES

D'après ces lésions, on peut presque prévoir quels seront les symptômes du mal vertébral de Pott.

« Les premiers symptômes consistent dans des douleurs très vives, dont le siège se trouve si près de la région épigastrique, que les chirurgiens américains les ont réunies

1. Michel, *Dictionnaire de Dechambre*, article Rachis.

sous le nom impropre de *gastralgie*. Elles sont spasmodiques et présentent de violents paroxysmes ; elles sont provoquées immédiatement par l'ingestion des aliments, par la locomotion ou un choc sur le tronc. Elles apparaissent sans cause évidente, arrachent au malade des cris perçants, commencent brusquement et finissent de même. On peut dire que cette *gastralgie* se montre neuf fois sur dix (1). »

Ces douleurs sont rarement prises pour ce qu'elles sont ; elles font croire à la présence de vers intestinaux, à une entérite, à une gastrite chronique, etc., mais dans ces cas les médications dirigées contre ces fausses maladies sont inutiles, et cette inefficacité même doit mettre sur la voie de la vérité. « Le chirurgien qui, aujourd'hui, verrait un malade se plaindre de douleurs constantes du genou, sans examiner la hanche, serait sévèrement blâmé ; de même, une gastralgie persistante avec de fréquents paroxysmes, doit attirer l'attention sur la colonne vertébrale comme siège de l'inflammation (2). »

Au début le rachis lui-même n'est le siège d'aucune douleur ; la pression exercée sur les vertèbres supposées malades ne produit aucune sensation douloureuse, aussi le praticien est il souvent embarrassé et prend-t-il les douleurs mentionnées plus haut comme signes de gastralgie alors qu'elles se rapportent à un mal de Pott, commençant et réciproquement. Ces douleurs durent, sans autre accident, de six mois à un an, puis apparaît un des signes les plus importants du mal Pott, que beaucoup de chirurgiens regardent comme la première manifestation de cet état

1. Quintaa. Thèse de Paris. 1868.
2. *Loco citato.*

morbide, je veux parler de la gibbosité rachidienne présentant le double caractère d'être médiane et angulaire. Ce signe pathognomonique quand il existe, manque néanmoins quelquefois, surtout dans la forme décrite sous le nom d'arthrite vertébrale et dans la carie superficielle. Cette gibbosité apparaît, tantôt peu à peu, tantôt subitement suivant que l'affaissement des vertèbres, dont elle provient se fait graduellement ou tout d'un coup, par exemple pendant un effort lorsque les vertèbres sont réduites à une mince coque osseuse.

La douleur vertébrale due à la lésion osseuse est profonde, sourde, tensive avec exacerbations nocturnes fréquentes, rarement aiguës et lancinantes, se réveillant par la percussion de apophyses épineuses. La roideur de la colonne vertébrale existe constamment et dès le début, mais elle est difficile à constater.

Des altérations de l'axe rachidien dépendent encore d'autres troubles tels que : douleurs en ceinture, douleurs fulgurantes, picotements, fourmillements ou même hypéresthésie. Les troubles du mouvement sont aussi très remarquables ; le malade présente un peu d'incertitude dans les grands mouvements, il trébuche, tombe facilement, les jambes sont faibles et deviennent bientôt impuissantes à le servir, et il se couche bientôt avec une paraplégie complète. Cette paraplégie, qui peut ne pas se montrer, présente quelques particularités remarquables. Ainsi, les mouvements sont complètement abolis, mais la sensibilité subsiste presque toujours. Le malade perçoit les diverses impressions de froid, de tact, de douleur, mais ces impressions sont diminuées ou retardées. Les mouvements réflexes sont aussi conservés, du moins au commencement. Il n'est pas non plus rare d'observer des contractures, des crampes très douloureuses, ordinairement d'origine réflexe, survenant pendant le sommeil ou provoquées, par exemple par le chatouillement de la plante des pieds. Chose remarquable, il est rare de trouver même dans les paraplégies confirmées, la paralysie de la vessie et du rectum ; de même que les lésions du décubitus dorsal, paralysies et lésions qui se développent avec un si grande rapidité dans les paraplégies d'origine traumatique.

Les troubles généraux sont plus ou moins marqués : on note de la dyspnée, quelquefois de la toux par suite de la compression des organes thoraciques résultant de l'affaissement de la colonne ; on note aussi de la fièvre, des sueurs nocturnes, des digestions pénibles, l'amaigrissement, un affaiblissement graduel, la tuberculisation des sommets du poumon, des coagulations sanguines, de l'œdème, en un mot tous les désordres que peut amener à sa suite l'état de cachexie profonde.

MARCHE, DURÉE, TERMINAISON

La marche du mal de Pott est essentiellement variable suivant que la moelle est ou n'est pas comprimée. Dans ce dernier cas, le mal passe longtemps inaperçu, car le malade n'éprouve d'autres symptômes qu'une légère faiblesse ou des douleurs sourdes et profondes qui peuvent faire croire à un rhumatisme chronique ; mais, dès que la moelle est intéressée, on observe des douleurs violentes et incessantes, la faiblessè et l'engourdissement augmentent lentement mais sans cesse, la marche devient impossible et la paraplégie arrive. On a vu cette paraplégie exister quelque temps, puis disparaître, mais ordinairement elle ne rétrograde pas et tend au contraire à augmenter.

Le mal de Pott est une maladie chronique, à longue échéance. Elle dure rarement de sept à huit mois, et peut durer plusieurs années ; son terme moyen est de un à deux ans. Cependant, lorsque l'affaissement des vertèbres se fait brusquement, la mort peut arriver dans un bref délai, comme conséquence de lésions profondes produites sur la moelle par cet affaissement.

Depuis longtemps, Bouvier a insisté sur la curabilité du mal de Pott. Lorsque la guérison doit arriver, les surfaces malades se détergent, se soudent et s'enkystent ; les abcès par congestion se tarissent et le pus se résorbe, ainsi que le prouvent les observations de Larrey, Nélaton et Hourman, mais il reste toujours une déformation de l'épine, une gibbosité plus ou moins prononcée que corrigent, toujours imparfaitement, les courbures de compensation du rachis.

Cette terminaison heureuse est plus fréquente qu'on ne le suppose ; elle peut arriver, même lorsque l'abcès s'est ouvert au dehors, en ulcérant la peau. Il s'établit alors une fistule par laquelle une petite quantité de pus s'écoule chaque jour et qui finit par se tarir, en laissant après elle une cicatrice froncée.

Mais ce sont là des cas malheureusement trop rares ; le plus souvent, en effet, si l'abcès vient à s'ouvrir au dehors, on voit se développer des symptômes graves, tels que frissons répétés, sueurs profuses, diarrhée et anorexie ; l'amaigrissement fait des progrès rapides et le malade finit par succomber à la fièvre hectique.

Mais ces troubles généraux, à la suite de l'établissement d'une fistule, ne sont pas comme on l'a cru longtemps, la conséquence obligée du contact de l'air avec les parois de la plaie, car nous voyons des abcès ouverts au dehors, donner du pus, sans qu'il s'en suive aucun accident, puis tout à coup devenir le siège de complications très graves ; la température s'élève à 40° ou 41°, sans que rien puisse expliquer ce changement.

On admet généralement aujourd'hui que ces accidents sont causés par la septicémie ou résorption de certaines parties du pus altéré ou des gaz qui se développent si facilement dans la poche des abcès par congestion.

Dans le mal de Pott la mort est presque toujours causée par l'abcès par congestion, mais quelquefois elle est la conséquence d'une méningite rachidienne (1), des tubercules développés dans les poumons, etc.

DIAGNOSTIC

Pour que le diagnostic d'un mal de Pott fût complet, il faudrait le distinguer des autres affections et reconnaître la forme à laquelle il appartient.

Dans la première période, alors qu'il n'y a encore aucune incurvation de la colonne vertébrale, on a pris le mal de Pott pour « une névralgie sciatique, cervicale, un lom-

1. *Bulletin de la Société anatomique*, t. XI, p. 234.

bago, une gastrodynie, etc., et le diagnostic n'a changé qu'à l'apparition des symptômes types du mal. Vainement on a essayé, dans l'intervalle, la percussion des apophyses épineuses des vertèbres ou leur pression ; vainement, en suivant les préceptes de Wensel, on a appuyé les mains sur les épaules du malade, pour provoquer la douleur pendant qu'il était debout ; vainement, enfin, on a fait usage, d'après Stiebel, du bain chaud, de l'éponge ou des sachets ; aucun de ces moyens n'a révélé la douleur sur le lieu affecté. Bien plus, le symptôme type, l'abcès par congestion, a pu se développer sans que le malade en eût conscience (1). »

Lorsque la déformation s'est produite, le diagnostic devient beaucoup plus facile. Les caractères de la gibbosité, sa disposition angulaire, à courbure brusque, ne permettent guère de la méconnaître, et le doute ne peut plus avoir lieu lorsqu'il existe des indices de paraplégie commençante.

A première vue pourtant, un kyste développé dans les parties molles (2), un anévrysme de l'aorte, des ostéo-sarcomes, le cancer, etc., ont pu faire croire à un mal vertébral de Pott.

Lorsqu'à la déformation rachidienne se joint un abcès par congestion, le diagnostic devient évident et l'on ne saurait être trompé par un psoïtis, une hydronéphrose, ou une tumeur de la fosse iliaque.

Mais est-il possible de diagnostiquer, sur le vivant, à quelle espèce de mal vertébral on a affaire ? M. Nélaton affirmait la forme tuberculeuse lorsque la gibbosité se

1. Michel. *Loc. cit.*

2. *Bulletin de la Soc. de chirurgie*, 1860.

produit instantanément. « L'affection tuberculeuse, dit Broca (1), produit fréquemment et de très bonne heure, la paralysie des membres inférieurs. Cet accident précède même souvent tous les autres symptômes. Dans la carie, au contraire, il est extrêmement rare et ne se manifeste d'ailleurs qu'à une époque tardive. » Mais toutes ces affirmations ne tiennent pas devant les faits et Broca lui-même ne les tenait pas pour absolument certaines, car il écrit un peu plus loin : Je serais fort embarrassé si j'étais obligé d'écrire un chapitre complet, pratique et précis, sur le diagnostic des lésions qui peuvent altérer la continuité de la colonne vertébrale. Ce travail ne me paraît pas possible, dans l'état actuel de la science ; il ne pourra le devenir qu'à la faveur d'observations ultérieures.

Ce qu'écrivait en 1858 M. Broca est encore vrai aujourd'hui et, malgré tout ce qu'on a pu dire, malgré tous les moyens que l'on a pu donner, pour diagnostiquer *sûrement* telle ou telle forme de mal de Pott, nous tenons encore la distinction comme impossible sur le vivant ; elle ne peut être faite qu'à l'amphithéâtre.

PRONOSTIC

Le pronostic est très grave, puisque le plus souvent le malade succombe ; l'existence d'une paraplégie est une complication fâcheuse, le siège de la maladie aux vertèbres cervicales est également une condition mauvaise. La dysp-

1. *Gazette des hôpitaux*, 1858.

née, les eschares, la purulence de l'urine, l'œdème des jambes doivent être regardés comme d'un mauvais augure, car ils montrent que le malade est dans de très mauvaises conditions générales. Pott avait remarqué que les caries sans gibbosité avaient plus de gravité que les caries avec gibbosité ; Boyer professait même qu'elles sont incurables. Nélaton, et avec lui, à peu près tous les chirurgiens, sans admettre le pronostic absolu de Boyer, sont d'accord pour dire que cette forme est rarement suivie de guérison.

ÉTIOLOGIE

Dans l'étiologie du mal vertébral de Pott, il faut tenir compte de deux ordres de causes bien distinctes : les unes sont diathésiques, les autres sont mécaniques et extérieures.

Les diathèses qui peuvent et qui doivent être le plus incriminées sont la scrofule et la tuberculose. « Parmi les causes diathésiques, je mets en première ligne la scrofule. Agit-elle par elle-même, ou bien imprime-t-elle à l'élément vital de l'os ou à ses annexes une disposition plus grande à contracter la maladie ? Nous l'ignorons, nous ne pouvons que constater le fait. N'en serait-il point de même pour la réceptivité plus facile du tissu osseux pour la maladie pendant la période d'accroissement ? A cette époque encore tout est à l'actif du globule médullaire ; il joue le rôle principal en physiologie normale, pourquoi n'en serait-il point de même en physiologie pathologique (1) ? »

Pour ceux qui admettent que le tubercule n'est qu'une

1. Michel. *Loc. cit.*

manifestation de la scrofule, l'influence de cette dernière sur le développement du mal de Pott doit être doublement évidente ; pour ceux qui font du tubercule une production *sui generis*, l'influence de la tuberculose est encore évidente car elle s'appuie sur un trop grand nombre de faits incontestés.

Quelques auteurs admettent aussi, comme pouvant produire le mal de Pott, la diathèse rhumatismale, mais il est probable qu'ils ont été entraînés par le courant des idées du jour et qu'ils ont pris pour du rhumatisme des douleurs qui n'étaient que l'expression de l'affection osseuse commençante.

Boyer, Marjolin, Bouvier, et avec eux, presque tous les auteurs regardent la masturbation comme une cause puissante du mal vertébral. Sans nier l'influence que peut avoir cette funeste habitude sur le développement de la maladie, nous ferons seulement remarquer que, très probablement, dans beaucoup de cas, la masturbation est l'effet et non la cause du mal. En effet, nous savons que, lorsque les vertèbres sont attaquées, l'enfant ressent au gland une sensation de chatouillement qui dirige son attention de ce côté, le porte à exercer des tractions sur sa verge, et, par suite, à se masturber, d'autant plus que ces manœuvres apaisent, pour un instant, son mal.

Les causes traumatiques ou externes n'agissent, pour la plupart, qu'en éveillant la diathèse tuberculeuse ou scrofuleuse ; c'est presque toujours un choc, la pression d'un poids lourd, une contusion, une chute sur le dos, etc.

TRAITEMENT

Le traitement doit être dirigé vers l'état général et vers l'état local ; il dépend du degré auquel le mal est arrivé, et, sous ce rapport, on peut distinguer, avec Bouvier, les cas où il n'existe ni paralysie ni abcès, de ceux où la présence d'un abcès par congestion fournit des indications spéciales.

Les diathèses scrofuleuse et tuberculeuse, qui sont les deux principales causes du mal de Pott, étant des *dystrophies* (1), on emploiera contre elles les modificateurs hygiéniques, on soumettra les malades à une médication antiscrofuleuse dont l'iode et l'huile de foie de morue formeront la base, on excitera les fonctions de la peau par les bains sulfureux, les bains salés, etc., on combattera l'anorexie par les amers comme la gentiane, le houblon, le quassia amara.

L'hydrothérapie ne sera pas négligée, car c'est un des plus puissants moyens que nous possédions pour combattre la disposition générale qui amène le mal vertébral. Mais le malade, aussitôt le mal vertébral de Pott reconnu, doit-il faire de l'exercice comme le voulaient Boyer, Nélaton, Bouvier etc., ou bien doit-il être condamné à une immobilité absolue comme le professaient Bonnet, Delpech, Ferdinand Martin et autres ? M. Gosselin dit qu'il faut agir différemment selon que l'on se trouve dans l'une ou l'autre des trois périodes du mal, et il ordonne un exercice modéré

1. Jaccoud. *Path. interne.*

dans la première période, c'est-à-dire dans la période d'inflammation, et dans la troisième c'est-à-dire lorsque la consolidation tend à s'effectuer. Dans la seconde période, il ordonne l'immobilité absolue à laquelle on parvient à tenir le malade avec la gouttière matelassée de Bonnet. Mais l'exercice dans la première période ne semble-t-il pas contreindiqué par l'état d'inflammation dans lequel se trouvent les vertèbres et ne peut-on pas craindre que les divers mouvements imprimés à la colonne vertébrale ne tendent à faire augmenter, plutôt qu'à faire diminuer cet état inflammatoire ? Pour nous, il nous semble préférable d'immobiliser le tronc pendant les deux premières périodes et de commander l'exercice dans la troisième.

Tous les praticiens en effet sont d'accord aujourd'hui pour reconnaître qu'un exercice modéré, exempt d'efforts et de violence, favorise considérablement l'ankylose, vers laquelle doivent tendre tous les efforts du médecin. M. Quintaa a parlé dans sa thèse d'un appareil, inventé en Amérique, qui pourrait rendre de grands services, car il semble pouvoir permettre l'exercice tout en maintenant immobiles les vertèbres malades.

Depuis Pott jusqu'à ces dernières années, on a regardé les cautères presque comme spécifiques du mal de Pott ; aujourd'hui, au contraire, on tend à les rejeter absolument les regardant comme inutiles. Il y a certainement exagération d'un côté et de l'autre, et, sans vouloir admettre avec Dupuytren, Boyer, Sanson, etc., qu'ils sont la condition indispensable de la guérison, nous ne pouvons non plus croire avec Bouvier et d'autres praticiens, qu'ils ne soient d'aucune utilité.

La paraplégie sera combattue par la faradisation des membres inférieurs, à laquelle on peut joindre comme adjuvants à l'extérieur des préparations de strychnine et de seigle ergoté qui passent pour rétablir les fonctions de la moelle et surtout l'hydrothérapie qui réussit bien chez quelques paraplégiques.

Lorsqu'un abcès par congestion apparaît, il faut s'efforcer de retarder autant que possible son ouverture, et d'obtenir sa réduction par l'emploi des moyens locaux et généraux. La ponction sous-cutanée, suivie ou non d'une injection d'iode, peut être faite lorsque l'ouverture de l'abcès est imminente, mais il est préférable d'employer le drainage imaginé par M. Chassaignac. Il permet au pus de s'écouler librement au dehors et l'empêche de croupir et d'être résorbé ce qui est beaucoup plus à craindre que l'introduction de l'air dans la poche purulente.

Telles sont les lésions du mal vertébral de Pott, en général ; les altérations que ces lésions provoquent et les symptômes qu'elles présentent.

Etant donnée la nature anatomique de ces lésions, il est facile de voir qu'elles doivent se montrer surtout dans l'enfance et l'âge adulte, car leurs deux causes principales : la diathèse scrofuleuse et la diathèse tuberculeuse, cette dernière surtout, épuisent leur mauvaise influence dans les premières années de la vie.

Il ne faudrait pourtant pas conclure de là que les lésions du mal de Pott sont spéciales à la jeunesse et que la vieillesse en est préservée ; nous croyons, au contraire, qu'elles sont, à cet âge avancé, sinon fréquentes, du moins assez nombreuses et intéressantes pour devoir attirer l'attention des praticiens.

C'est ce que prouvent les six observations suivantes.

Observation I

La nommée B. P..., née à Biéla (Italie) âgée de 58 ans, femme de ménage. Tempérament lymphatique, constitution faible. Entrée le 8 avril 1878, salle Sainte-Agnès, lit nº 4 (service de M. Cusco).

Restée en médecine depuis onze mois dans l'ancien et le nouvel Hôtel-Dieu, elle a été transférée en chirurgie le 8 avril dernier.

Elle présentait à ce moment une faiblesse musculaire généralisée et un abcès froid saillant à l'extérieur de la région dorso-lombaire, ainsi que des traces d'un cautère au même niveau. L'apophyse épineuse de la neuvième vertèbre dorsale proémine au dehors, les deux autres un peu moins, puis le reste rentre dans l'ordre. Il y a paraplégie sans incontinence, mais avec persistance de mouvements reflexes très accusés. L'abcès fut draîné deux jours après, mais la malade ne tarda pas à succomber, le 24 avril.

L'autopsie faite trente-six-heures après la mort nous a permis de constater les lésions suivantes :

1º *Cerveau.* — Normal ;

2º *Cavité abdominale.* — Rate ramollie et diffluente ; foie ictérique, cirrhose au début ; bile couleur sépia ;

3º *Cavité thoracique.* — Poumons : quelques légères adhérences, quelques noyaux de tubercules disséminés.

Cœur : surcharge graisseuse.

Le long de la colonne dorsale et à gauche, on trouve un vaste foyer ancien, circonscrit par une membrane très épaisse ; les parois sont en rapport avec la face postérieure de l'aorte thoracique et la face latérale gauche de la colonne dorsale. La levée du corps à heure fixe ne nous a pas permis de rechercher la communication possible entre ce foyer d'abcès froid et celui qui a été draîné sur le vivant. Le corps de la par d'autres très vives dans les membres inférieurs, accompagnées de soubresauts des membres et même du tronc. Une nuit cette malheu- vertèbre proéminente est à peu près complètement détruit, ainsi que les disques intervertébraux correspondants ; il est réduit à une mince lamelle irrégulière de tissu spongieux qui ne mesure qu'un millimètre d'épaisseur. Cette destruction d'un corps vertébral rend compte de l'affaissement de la colonne et de l'angle saillant à l'extérieur. Les corps de quelques autres vertèbres contiguës sont aussi érodés, surtout en avant dans toute leur hauteur, mais sont atteints peu profondément. Quoique la première vertèbre altérée baigne entièrement dans le liquide purulent, il est facile de constater, en soulevant la néo-membrane qui recouvre la méninge à ce niveau, que la moelle n'est nullement endommagée (1).

Observation II

La nommée B..., âgée de 58 ans, ancienne domestique morte le 10 novembre 1855, au n° 11 de la salle Saint-Jacques, à la Salpêtrière. Cette femme était entrée à l'infirmerie dans le courant du mois de mai de cette année ; elle se plaignait d'une violente douleur au bas de la région dorsale, douleur s'irradiant en ceinture des deux côtés, n'augmentait pas par la pression sur les apophyses épineuses. D'un teint jaune, d'une grande maigreur, B... marchait encore à cette époque et conservait la sensibilité dans les membres inférieurs. Elle resta ainsi dans le service pendant deux ou trois mois, accusant de vives douleurs dans la région dorsale. Quatre cautères dans la région douloureuse. Ils amènent un bon effet, la femme se sentit immédiatement soulagée ; mais peu de temps après, au moment où, s'étant levée, elle essayait de marcher, ce qu'elle faisait alors avec peine, elle s'affaissa tout à coup et le lendemain on trouva dans la région dorsale une gibbosité très prononcée ; impossible de remuer les jambes, la sensibilité y était complètement nulle, mais la paralysie ne s'étendait pas à la vessie et au rectum. Les douleurs dorsales avaient entièrement disparu, mais au bout de quelque temps elles furent remplacées

1. *Bull. de la Soc. anat*, année 1878, page 234.

reuse fut réveillée par une sensation d'étouffement : c'était son genou qui venait presser très fortement contre le sternum. Cette femme resta ainsi pendant deux mois environ sans qu'aucun remède pût amener d'amélioration dans son état. Elle perdit complètement l'appétit, des eschares profondes se formèrent au sacrum et aux trochanters ; elle parvint au dernier degré du marasme et s'éteignit le 10 novembre.

Autopsie. — Poumons parfaitement sains ; il n'y a de tubercules dans aucun organe. Au niveau des dixième, onzième, douzième vertèbres dorsales, à la partie antérieure du corps de ces os, existe un foyer purulent, une poche à parois fibreuses très denses, faisant une saillie assez considérable et renfermant environ 50 gr. d'un pus mal lié rempli de grumeaux et de parties osseuses d'un assez gros volume, on y trouvait aussi des lamelles assez larges d'un pus concrété. Le corps de la dixième vertèbre avait complètement disparu. Les disques intervertébraux dont les éléments étaient dissociés en avant, se touchaient presque par leur bord antérieur. En enlevant le grand ligament antérieur on trouvait la partie antérieure des corps de la onzième et douzième dorsales déjà malade, atteinte de carie. La moelle formait dans son trajet un angle obtus, au sommet duquel elle était manifestement comprimée. Elle présentait dans une étendue de deux centimètres une mollesse qui n'existait pas ailleurs.

On trouvait sur les côtés de la moelle dans les cavités de l'arachnoïde des productions d'aspect cartilagineux en assez grand nombre. Ces productions ont la forme d'écailles de poisson, seulement elles sont plus épaisses et non pas imbriquées mais placées les unes au-dessus des autres de chaque côté de la moelle dans l'étendue de 15 cent. environ ; leur couleur est blanche, leur consistance est celle de petites lamelles cartilagineuses (1).

Observation III

Balandros, 67 ans, ménagère, entrée le 19 novembre 1877 (service Verneuil), morte le 22. Pas de trace de scrofule. Elle était mar-

1. *Bull. de la Soc. anat.* 1855, p. 457.

chande d'oranges et avait une voiture à bras quand, il y a un an, elle s'aperçut qu'elle ne pouvait plus la pousser et que ses jambes faiblissaient. A quelque temps de là, elle fut renversée par un omnibus, se fractura la jambe et fut soignée dans le service de Cusco. Elle en sortit après quelques mois marchant très difficilement et rentra chez elle. Il y a trois mois survinrent dans les jambes des douleurs très vives, qu'elle compara à des crampes ; dès lors, elle est obligée de garder le lit ; aux crampes succède une attitude vicieuse qu'elle conserve aujourd'hui, les cuisses se fléchissent sur le bassin et il se déclare de l'incontinence de l'urine et des matières fécales.

A son entrée, nous la trouvons dans l'état suivant : elle répond facilement et avec bonne humeur aux questions qui lui sont adressées. Elle est amaigrie, la face pâle. Il existe une gibbosité dorsale due à un abcès ossifluent, de la dimension du poing, et à une déformation angulaire de la colonne vertébrale qui est fléchie en avant. Paraplégie absolue. Incontinence de l'urine et des matières fécales. Flexion de la cuisse sur le bassin, de la jambe sur la cuisse : attitude qui peut être corrigée sans déployer beaucoup de force. Insensibilité à la pression, à la douleur, à la température qui remonte jusqu'à un plan oblique de haut en bas et d'arrière en avant, passant par les crêtes iliaques. En même temps, exagération de la sensibilité réflexe. Les viscères ne présentent aucune altération. Le poumon examiné au point de vue de la tuberculose est sain.

Le 22 novembre. — Sans que rien pût faire prévoir cette issue fatale, la malade se fait asseoir sur son lit, en proie à une dyspnée intense, sa face se cyanose et elle meurt comme « quelqu'un qui étouffe » au dire de ses voisines.

Autopsie. — L'abcès ossifluent postérieur communique avec un abcès intra-rachidien situé en avant de la dure-mère et remontant jusqu'à la cinquième vertèbre ; il communique aussi avec une poche sous-pleurale sans grande saillie sur la cavité thoracique et située à droite au niveau de deux ou trois côtes. Un corps vertébral, celui de la septième dorsale, a disparu absolument, les deux corps situés audessus et au-dessous commencent à être envahis pas l'ostéite ; ils sont dénudés et baignent dans le pus. La courbure de la colonne vertébrale n'est due qu'à l'affaissement du corps de la septième dorsale. Le cerveau, le bulbe, n'ont aucune lésion appréciable à l'œil nu.

La moelle porte seulement de faibles traces de compression, le cordon médullaire paraît aminci au niveau de la flexion de la colonne vertébrale. Cœur et poumons indemnes. Les vaisseaux pulmonaires ne renferment aucun caillot embolique. Les viscères abdominaux ne présentent rien d'important à signaler. Foie légèrement gras (1).

Observation IV

P. M.., blanchisseuse, n° 18, salle Sainte-Geneviève, âgée de 72 ans, est paralysée des deux membres inférieurs. Les antécédents, tant personnels qu'héréditaires sont excellents. Elle n'a fait aucune maladie, les trois enfants qu'elle a eus sont tous vivants et ses parents sont morts vieux (60 et 73). Sa maladie a commencé, il y a sept mois par des douleurs dans le dos, puis peu après est survenue une déviation de la colonne vertebrale ; la faiblesse des jambes s'est accentuée surtout depuis quatre mois ; à cette époque sont apparues, pour la première fois, des douleurs dans les jambes et des elancements la privant quelquefois de sommeil pendant plusieurs nuits; en même temps la paralysie a progressé rapidement et a condamné la malade à l'immobilite absolue.

Actuellement, 1er mai, P... a une paraplégie complète du mouvement ; la sensibilité qui persiste en certains endroits est complètement anéantie dans la plus grande partie des membres inférieurs, les mouvements reflexes sont exagérés, la vessie et le rectum sont complètement paralysés. Il existe une eschare peu profonde à la region sacrée et au talon droit. Les membres inférieurs sont considérablement œdématiés.

La malade ressent encore des douleurs dans les deux jambes, leur

1. Chuquet. *In bull. de la Soc. anat* 1877

intensité est toutefois moins grande que les jours qui ont précédé l'entrée à l'hôpital. Elle accuse en outre des fourmillements et une sensation de froid dans les pieds La colonne vertébrale vers la quatrième ou cinquième dorsale est fortement incurvée et trois ou quatre vertèbres semblent prendre part à cette déformation.

P..., a maigri beaucoup depuis quatre mois, elle a un teint jaune paille qu'elle n'avait pas, prétend-elle, avant sa maladie, M. Desnos avait diagnostiqué d'abord une carie vertébrale due peut-être à la scrofule qu'on observe quelquefois chez les vieillards. Mais plus tard la persistance des douleurs dans les membres paralysés, la courbure à grand rayon de la colonne vertebrale, l'âge, l'amaigrissement rapide et le teint, nous avaient fait penser à un cancer du rachis. La malade meurt le 2 juin.

Autopsie. — La cavité rachidienne ouverte et la moelle enlevée, nous constatons que le corps vertébral de la quatrième dorsale, est en grande partie detruit; il n'existe plus de traces du ligament vertébral postérieur, de sorte qu'il y a entre la troisième et la cinquième dorsales une cavité anfractueuse à laquelle le ligament vertébral antérieur et la plèvre épaissie forment paroi en avant, tandis que le contenu caséeux vient en arrière se mettre en contact direct avec la dure-mère. Rien dans les autres corps vertébraux. Au niveau du foyer la dure-mère est recouverte à sa face anterieure d'une plaque jaunâtre caséeuse. En incisant les méninges par la face antérieure nous pouvons remarquer que les racines rachidiennes sont comprises dans la masse caséeuse; nulle part trace de tubercules.

Poumon sans tubercules.

Un peu d'endocardite à la valvule mitrale. Pas de thrombose dans les veines des membres inférieurs.

Nous nous sommes assuré, après l'enlèvement de la moelle, que celle-ci ne pouvait pas être comprimée par une portion d'os au niveau de la déviation. Nous retrouvons donc encore comme dans une dernière présentation, la vérification des faits établis par Michaud et sur lesquels Charcot insiste. De plus un autre motif, notre erreur de diagnostic, nous a engagé à présenter ces pièces; l'examen de celles-ci nous explique parfaitement la cause de notre paraplégie douloureuse, à savoir l'irritation des racines postérieures par la matière caséeuse au milieu de laquelle elles sont comprises. L'abolition de la sensibilité résulte probablement d'une myélite transverse secondaire, elle a été, du reste, un phénomène tardif (1).

Observation V

Le nommé R... Thomas, garçon limonadier, âgé de 77 ans, entre le 28 décembre 1880, à l'hôpital des Tournelles (salle des hommes lit n° 1) dans le service de M. Hanot.

Cet homme avait toujours eu une bonne santé et était parvenu à l'âge de 74 ans sans aucun autre accident morbide qu'une attaque de choléra ; il n'avait jamais eu la syphilis.

Il y a trois ans environ, il commença à ressentir des douleurs vagues dans l'épaule droite d'abord, puis successivement dans les autres membres et au tronc. Depuis deux ans, les douleurs se sont concentrées dans les membres inférieurs et sont allées sans cesse en augmentant. Ces douleurs lui donnaient, dit-il, par instants la sensation de coups de lance et s'accompagnaient alors de crampes très pénibles.

A partir de ce moment il se servit d'un bâton pour marcher, non qu'il ne pût le faire sans appui, mais parce qu'il se sentait un peu moins solide sur ses jambes, et dit-il pour se garer contre des accidents. Pendant tout ce temps, il fut traité par des bains sulfureux et des frictions calmantes.

Trois mois environ avant son entrée à l'hôpital, un jour, voulant se retourner, il tomba. Il est bien difficile de faire préciser par le malade si, à ce moment il y eut véritablement perte de connaissance, il dit seulement qu'il est resté étourdi quelques instants et il n'est pas permis d'affirmer, sur cette seule indication, si cette chute fut un simple effet émotif ou le résultat d'un ictus cérébral. Quoi qu'il en soit, il ne put se relever et à partir de ce moment il eut une paraplégie complète.

1. *Bull. de la Soc. anat.*

Depuis quelque temps déjà, la puissance musculaire des membres inférieurs avait sensiblement diminué, tandis que les douleurs fulgurantes et les crampes étaient restées aussi intenses si mêmes elles n'avaient pas augmenté. Jusque là pas de trouble notable de la mcition ni de la défécation. Il reste ainsi trois mois chez lui et entre à l'hôpital le 28 décembre.

28 *décembre.*— On découvre l'existence d'une paraplégie complète, le malade ne peut faire le moindre mouvement avec ses membres inférieurs ; les mouvements des membres supérieurs sont conservés, mais ces membres sont agités par un tremblement assez accusé. Le malade nous dit qu'il tremble ainsi depuis dix ans. Il a été toute sa vie garçon limonadier et avoue s'être livré à l'abus de l'absinthe. Ce tremblement qui s'accuse surtout quand le malade étend les bras, persiste néanmoins quand les membres sont au repos et se continue alors sous forme d'oscillations rythmées. Le malade ne peut porter un verre à sa bouche avec une seule main ; il est obligé de prendre le verre avec les deux mains, et c'est à peine encore s'il peut atteindre ses lèvres sans accident.

Pas de paralysie de la face ; tremblement de la langue, pupilles petites et égales, arc sénile très accusé ; l'intelligence est nette, l'élocution n'offre rien de particulier.

Les membres inférieurs sont étendus et inertes, les pieds placés dans la rotation en dehors. On note à la partie extérieure de la cuisse gauche une large eschare qu'il attribue à une brûlure qu'on lui aurait faite en lui plaçant près de la jambe une bouteille d'eau chaude. Les masses musculaires des cuisses et des jambes sont notablement atrophiées.

Le malade dit qu'il souffre moins des jambes depuis qu'il est au lit, qu'elles lui paraissent mortes, cependant il est pris de temps en temps de crampes, de secousses qui sont très douloureuses. Ces crampes se reproduisent presque tous les jours, en nombre variable, moins fréquemment depuis son entrée à l'hôpital.

La sensibilité à la piqûre et au froid est conservée mais avec la particularité très frappante du retard de la sensation.

Rien du côté du cœur ou des poumons ; pas de vomissements ; constipation.

6 *janvier*. — Depuis le 28 décembre l'état du malade est resté sensiblement le même; des eschares se sont produites à la partie supérieure et externe de la cuisse droite, à la partie externe et moyenne de cette même cuisse. Ces eschares ont un diamètre d'environ 4 centimètres. Elles sont sèches et noirâtres ; une eschare considérable s'est développée dans la région sacrée ; eschare saignante, exulcérée. Des rougeurs se produisent au devant du genou droit et à la nuque. Au niveau de la tête du premier métatarsien gauche, à la plante du pied, plaque noirâtre circulaire du diamètre d'une pièce de 2 francs.

7 *janvier*. — Diarrhée depuis hier, subdelirium pendant la nuit, le malade a dit qu'il a cru qu'il allait étouffer. Ce matin tout délire a disparu, mais le malade parle de sa maison et de sa maladie, les larmes dans les yeux. Il est d'ailleurs généralement triste et pleure facilement.

25 *janvier*. — Depuis le 7 janvier, les eschares fessières ont augmenté progressivement en profondeur ; l'affaiblissement et l'amaigrissement font des progrès de jour en jour.

Dans la nuit, grand frisson d'une heure environ ; le matin la respiration est accélérée, mêlée de gros râles trachéaux, la langue est humide.

26 *janvier*. — Respiration toujours accélérée ; état comateux.

27 *janvier*. — Mort à une heure.

Autopsie. — *Foie*. — Diffluent et graisseux.

Poumons. — Infiltrés de sérosité spumeuse, pas de tubercules au sommet ni ailleurs.

Rate. — Absolument diffluente.

Reins. — Volume normal, rien de particulier à première vue.

Cœur. — Ventricule droit gorgé de caillots noirâtres, myocarde mollasse, couleur feuille morte.

Encéphale. — Rien de particulier à noter.

Moelle. — A partir du commencement de la région dorsale sur une étendue de dix centimétres environ, la moelle est complètement diffluente et ramollie.

L'articulation de la quatrième avec la cinquième vertèbre dorsale est remplie de muco-pus épais ; le corps de la quatrième vertèbre est creusé d'une cavité anfractueuse remplie elle aussi de muco-pus et le fragment supérieur s'est affaissé vers l'inférieur. A ce niveau, dans le canal rachidien on trouve la dure-mère épaissie et adhérente aux parties osseuses et à la moelle au niveau de la partie moyenne du ramollissement. Sur les parties latérales du canal vertébral on trouve une poche remplie de pus blanchâtre dont la partie supérieure communique avec le canal vertébral.

On trouve aussi une dilatation très notable de l'origine de la crosse de l'aorte ; plus haut, au niveau de la portion descendante de la même crosse, on trouve une plaque athéromateuse, calcaire très développée surtout au niveau de la lésion osseuse.

Observation VI

Une femme âgée de 79 ans, entrée à l'infirmerie de la Salpêtrière pour un emphysème vésiculaire et une bronchite chronique mourut d'une pneumonie parvenue à l'hépatisation grise au sommet du poumon gauche. Cinq mois avant sa mort, sans symptômes antérieurs, elle avait accusé une gibbosité de la colonne lombaire. L'époque précise de sa formation lente ou brusque ne saurait donc être fixée. Quelques douleurs vagues et passagères surviennent un mois après dans les membres inférieurs.

On trouvait une giblosité peu saillante au niveau de la première vertèbre lombaire. Le toucher donnait l'idée d'une apophyse épineuse, à sommet très développé, bi-tuberculeuse, l'un des tubercules étant situé sur la ligne médiane, l'autre déjeté à droite. Aucune trace d'abcès, aucune douleur n'existait dans ce point ni dans le voisinage. Les régions crurales ne présentaient ni tumeur ni fluctuation. Les membres inférieurs étaient exempts de tout phénomène nerveux ; douleur, paralysie, anesthésie. La défécation et la miction étaient normales. Prise d'un violent frisson, la malade présenta tous les symptômes d'une pneumonie occupant le sommet du poumon gauche, à laquelle elle succomba.

Autopsie. — Aucun viscère ne présente de tubercules à l'œil nu. Les deux poumons sont criblés, surtout au sommet, de petites excavations communiquant avec un ramuscule bronchique et remplies d'un liquide spumeux, jaunâtre, muco-purulent. En un mot, il y a dilatation des vésicules pulmonaires et non cavernes tuberculeuses, comme le ferait supposer un examen superficiel.

Dans l'abdomen, de chaque côté de la colonne lombaire, existent deux poches ovoïdes, globuleuses, correspondant par leur partie supérieure à l'arcade aponévrotique du diaphrăgme, obliquement dirigées de haut en bas et de dedans en dehors ; leurs parois sont constituées de la gaîne aponévrotique du muscle grand psoas. Le pus intérieur, visible par transparence, répond aux fibres musculaires qui s'insèrent à la dernière vertèbre dorsale et à la première lombaire. La poche de droite a 10 c. de longueur, celle de gauche 5 c. Une coupe verticale et antéro-postérieure de la colonne vertébrale met à découvert une vaste cavité creusée aux dépens des deux tiers inférieurs de la douzième vertèbre dorsale, de la moitié supérieure de la première lombaire et du disque interarticulaire qui a complètement disparu. Sa forme, à la coupe, est celle d'un triangle irrégulier à base antérieure, à sommet postérieur. Cette solution de continuité irrégulière, anfractueuse communique largement, sur les côtés, par des orifices visibles à l'œil nu, avec l'extrémité supérieure des abcès du muscle psoas. Elle répond en avant à la face postérieure du ligament vertebral anterieur, très épaissi à ce niveau, en arrière à quelques lamelles osseuses, à des tissus fibreux dependant du ligament vertebral postérieur qui la séparent du canal rachidien.

Les deux abcès et la cavité intermédiaire contiennent une grande quantité de liquide crémeux, purulentr d'une teinte jaunâtre ou osée, renfermant des masses plus épaisses et moins colorées, caséeuses et fortement adherentes aux parois osseuses. Examiné au microscope par M. Ch. Robin, environ soixante-dix heures après la mort, il n'a présenté aucun élément tuberculeux ; la portion soumise à l'examen avait été prise sur un point correspondant aux limites de la cavité osseuse et à l'extrémité supérieure de l'abcès gauche. Aucune parcelle d'os ne s'y trouvait non plus. Le canal rachidien, au milieu de l'excavation, a conservé son calibre, sa forme ; ses parois immédiates sont normales : en sorte que la moelle, d'ailleurs saine, n'avait subi aucune compression. Les douleurs vagues et passagères observées pendant la vie ne sauraient donc être expliquées que par le passage des filets émanés du plexus lombaire à travers la poche du muscle psoas. Les apophyses épineuses des douzième dorsale et première lombaire sont intactes et ont conservé leurs rapports normaux. L'examen de la colonne par sa face antérieure montre que le tronçon supérieur s'étant fléchi en avant et à droite a donné lieu à un angle ouvert à droite(1).

Si l'on en jugeait d'après le nombre restreint d'observations que nous avons pu recueillir, on pourrait croire que le mal de Pott est véritablement rare chez les vieillards, ce qui, à notre avis, serait une erreur ; car nous pensons que ces six cas rapportés ne sont pas les seuls qui se soient présentés, et nous restons convaincu que si de plus nombreuses observations de mal vertébral, chez le vieillard, n'ont pas été signalées, c'est que cette maladie est passée inaperçue, ce dont on ne s'étonne pas quand on réfléchit aux nombreuses et sérieuses difficultés que présente son diagnostic dans cet âge avancé.

En effet, les premiers signes de l'état de souffrance des vertèbres, sont, avons-nous dit, des douleurs plus ou moins violentes, se faisant sentir surtout dans la région épigastrique ; mais ne savons-nous pas qu'un grand nombre de maladies, ayant leur siège ailleurs que dans le rachis, peuvent provoquer des douleurs semblables ? Une entérite, la vraie gastralgie, l'état de souffrance des ovaires, de l'utérus, même une névralgie peuvent nous induire en

1. *Bull. de la soc. anat.*

erreur. La faiblesse graduelle des membres inférieurs que l'on signale dès le début du mal de Pott et que nous trouvons, en effet, consignée dans les six observations que nous rapportons, n'a rien d'étonnant chez les vieillards, et l'on ne se fait pas faute de la confondre avec la faiblesse qu'on peut appeler naturelle, et qui est pour ainsi dire, la compagne obligée de cet âge avancé. La courbure du rachis elle-même, lorsqu'elle n'est pas tout à fait caractéristique, lorsque, par exemple, elle se fait peu à peu et qu'elle provient d'une carie superficielle ou d'une arthrite vertébrale, peut-elle faire diagnostiquer sûrement un mal vertébral de Pott ? Ne peut-elle pas être prise pour une simple courbure, si fréquente à un certain âge, surtout chez les gens qui ont passé leur vie à de rudes travaux ?

Les fourmillements, les douleurs fulgurantes si remarquables aussi, les crampes, les contractures, les douleurs paroxystiques dans les membres paralysés peuvent être et sont très souvent rattachés à une autre cause qu'à une lésion osseuse. On en fait une myélite chronique, une sclérose, etc., et cela n'a rien d'étonnant puisque ces symptômes, dans ces diverses maladies, sont le résultat d'une même lésion de la moelle et de ses enveloppes. Nous trouvons en effet, souvent, dans le mal de Pott, des signes de ramollissement de la moelle, des signes de sclérose, et si l'on diagnostique une myélite chronique lorsque c'est un mal de Pott qui existe réellement, la faute n'est pas de ne pas avoir vu juste, mais bien de ne pas avoir vu assez loin, de n'être pas remonté jusqu'à la source du mal.

Les fonctions vitales étant, par le fait même des progrès de l'âge, moins énergiques chez les vieillards que chez les adultes, on comprend que lorsqu'une maladie, comme le mal vertébral de Pott, qui est essentiellement cachectisante, vient encore les altérer, l'amaigrissement et le dépérissement fassent des progrès rapides et amènent bientôt les sueurs profuses, la diarrhée, l'œdème et tous les autres effets d'une cachexie profonde. Ces symptômes d'épuisement général sont quelquefois si marqués que, chez le vieillard, le praticien le plus éclairé hésite à les rattacher au mal vertébral de Pott et est porté à admettre une affection cancéreuse. Tel fut le cas de l'observation IV que nous rapportons et dans lequel M. Desnos, frappé de l'amaigrissement et de la cachexie profonde dans laquelle était tombée la patiente, avait écarté le mal de Pott, diagnostiqué tout d'abord, pour admettre l'existence d'un carcinome.

On voit ici toute l'importance d'un diagnostic exact; car si le praticien s'arrête à l'idée de cancer tout traitement curatif est regardé comme inutile et le traitement symptomatique est seul mis en usage ; si au contraire le mal de Pott est reconnu, s'il est traité convenablement on a beaucoup de chances de voir l'état du malade s'améliorer.

Mais le mal de Pott, chez les vieillards, peut-il guérir? Le nombre des observations que nous possédons n'est pas assez considérable pour que nous puissions conclure de la curabilité ou de la non curabilité de ce mal dans cet âge avancé.

Cependant, en se fondant sur ce qui se passe dans les divers tissus à l'époque de la vieillesse, on peut dire, avec quelque apparence de raison, que le mal vertébral est sinon, absolument incurable, du moins très rarement et très difficilement curable dans la vieillesse.

En effet, on sait que chez les vieillards, le tissu osseux comme tous les autres tissus, frappé de déchéance par l'âge, loin de tendre à la réparation, tend au contraire naturellement et sans cesse à sa destruction. Par conséquent, l'ankylose que l'on est en droit d'attendre chez les enfants et les adultes dont le tissu osseux jouit d'une grande vitalité, ne sera que la rare exception chez le vieillard chez qui tout tend à la mort.

De plus, la suppuration qui est la règle dans le mal de Pott, a une influence bien moins funeste sur l'enfant et l'adulte chez qui tous les organes réagissent énergiquement, et l'absorption se fait plus activement que sur le vieillard chez qui la réaction est à peu près nulle. Il en est de même pour la congestion hypostatique des poumons, due à un décubitus dorsal longtemps prolongé. On sait, en effet, combien graves sont les affections pulmonaires chez le vieillard, dont les bronches se laissent, pour ainsi dire, distendre passivement, et ne font aucun effort pour recouvrer leur intégrité.

En outre, le tissu tégumentaire déjà moins vivant, pour ainsi dire, par le fait de l'âge, subira facilement la funeste influence du décubitus. En effet, les différentes parties de ce tissu qui supportent le poids du corps, comme le sacrum, les trochanters, etc., continuellement comprimées, à cause de l'immobilité qu'amène la paraplégie, s'anémient, dépérissent et meurent. Aussi les eschares sont-elles la règle dans le mal de Pott chez les gens âgés. Elles sont nombreuses, profondes, s'agrandissent sans cesse et contribuent puissamment à amener la cachexie rapide et extrême, dans laquelle meurent la plupart de ces malades.

Pour toutes ces raisons, le pronostic du mal de Pott doit

donc être beaucoup plus sévère chez le vieillard que chez l'enfant, et l'on peut presque dire que la mort est la règle dans cet âge avancé.

Dans les six observations que nous avons recueillies, le mal vertébral siège uniquement dans la région dorsale, sur un point plus ou moins élevé; une seule fois il atteint la région lombaire en même temps que la région dorsale, dans aucun cas il n'a attaqué la région cervicale.

Mais de quelle nature est la lésion? Nous n'entreprendrons pas de prouver que les observations que nous rapportons sont plus ou moins favorables à la théorie de la diathèse tuberculeuse, ou à la théorie de la diathèse scrofuleuse, à celle de leur identité ou de leur différence; nous laissons à des hommes plus compétents que nous sur cette matière, le soin de se servir de ces observations pour appuyer l'une ou l'autre de ces théories. Nous dirons seulement, qu'étant donnée la nature de la scrofule et l'absence de lésions tuberculeuses dans les autres organes, la diathèse scrofuleuse nous semble devoir être de beaucoup la plus invoquée dans la production du mal de Pott chez le vieillard.

Quant au traitement, il est le même chez le vieillard que chez l'adulte et l'enfant; nous ferons toutefois remarquer, que les médicaments auront beaucoup moins d'influence chez lui que chez l'adulte, et, qu'étant données les saillies et les dépressions que le corps présente dans cet âge avancé de la vie, le corset dont on fait ordinairement usage pour soutenir la colonne vertébrale, trouvera dans son application, beaucoup plus de difficultés que chez l'enfant chez qui les membres sont plus arrondis.

CONCLUSIONS

De ce qui précède nous croyons être en droit de conclure :

1° Que le mal vertébral de Pott existe réellement chez les vieillards ;

2° Que chez eux il présente les mêmes lésions et réclame par conséquent le même traitement que chez les enfants et les adultes ;

3° Enfin, que le pronostic doit être beaucoup plus sévère à cette époque avancée de la vie que dans la jeunesse, si tant est qu'il puisse être favorable.

Imp. A. Derenne, Mayenne. — Paris, boul. Saint-Michel, 52.

Imp. A. Derenne, Mayenne. — Paris, boulev. Saint-Michel, 52.

www.ingramcontent.com/pod-product-compliance
Lightning Source LLC
LaVergne TN
LVHW012012160826
845678LV00002B/794
9782329660059